DES DIVERSES ESPÈCES

D'ASTHMES

ET DE

LEUR TRAITEMENT

AUX

EAUX DU MONT-DORE

PAR M. BOUDANT

professeur à l'École de médecine de Clermont-Ferrand
médecin de l'Hôtel-Dieu
inspecteur adj. des eaux du Mont-Dore
membre de plusieurs Sociétés médico-chirurgicales
chevalier de la Légion d'honneur, etc.

Observatione medicina crescit.

STOLL.

CLERMONT–FERRAND

IMPRIMERIE J. BOUCARD, LIBRAIRE

1873

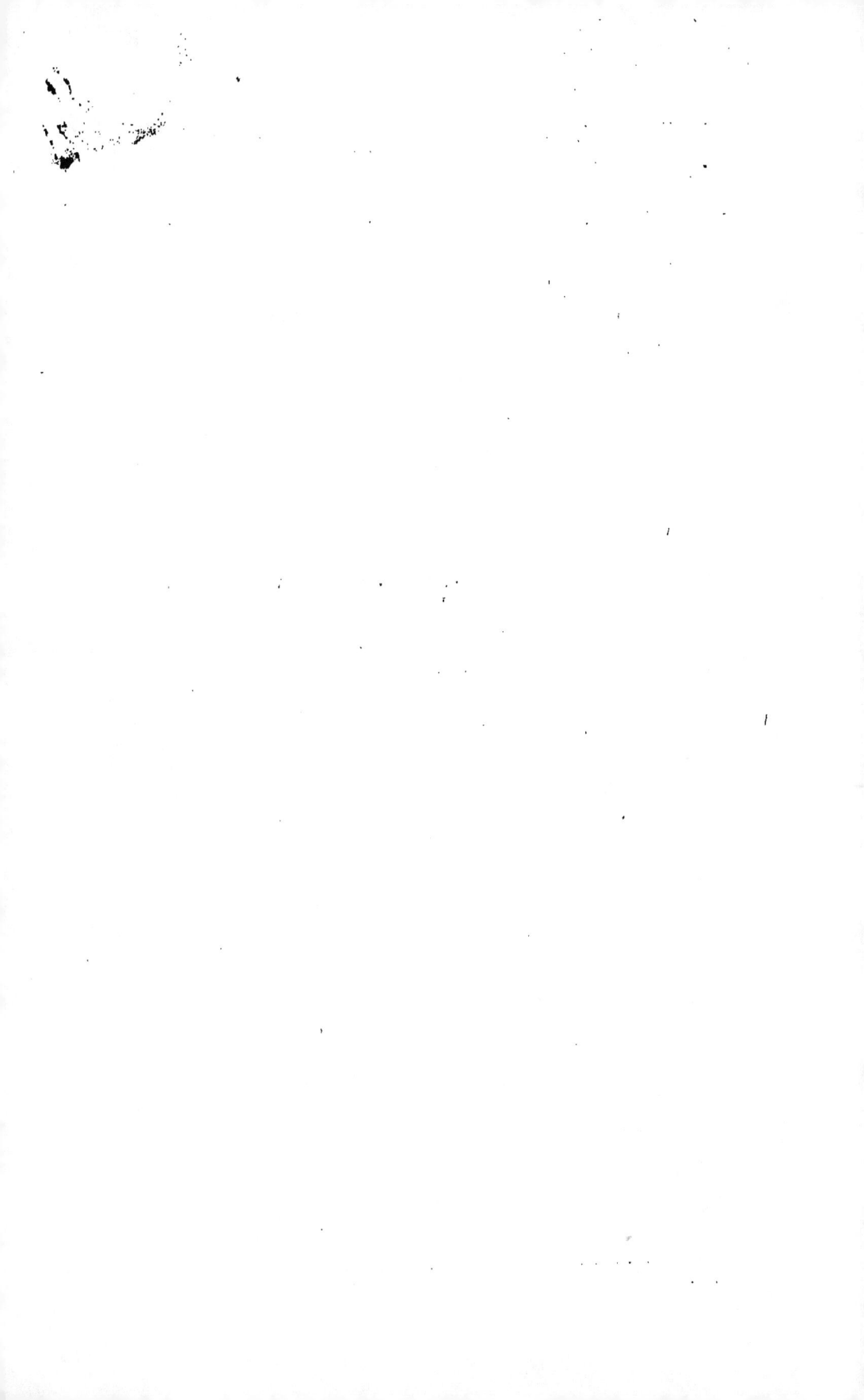

DES DIVERSES ESPÈCES

D'ASTHMES

DES DIVERSES ESPÈCES

D'ASTHMES

ET DE

LEUR TRAITEMENT

AUX

EAUX DU MONT-DORE

PAR M. BOUDANT

professeur à l'École de médecine de Clermont-Ferrand
médecin de l'Hôtel-Dieu
inspecteur adj. des eaux du Mont-Dore
membre de plusieurs Sociétés médico–chirurgicales
chevalier de la Légion d'honneur, etc.

Observatione medicina crescit.

STOLL.

CLERMONT-FERRAND

IMPRIMERIE J. BOUCARD, LIBRAIRE

1873

INTRODUCTION

En publiant dans la presse médicale (1) le résultat de mes observations sur les affections asthmatiques, j'ai pensé rendre service à une catégorie nombreuse de malades, et j'espère que mes vues seront d'autant mieux accueillies que l'asthme est une maladie sur la nature de laquelle il a toujours été fort difficile de s'entendre. Toutes les dyspnées qui n'étaient point liées à un état inflammatoire évident des crganes thoraciques étaient considérées, autrefois, comme des asthmes spasmodiques. Aujourd'hui, parmi les médecins qui se sont occupés sérieusement d'anatomie pathologique, plusieurs nient formellement l'existence de cette névrose.

Entre ces deux opinions se trouve la vérité; mais, il est juste de dire qu'avec la précision pour ainsi dire mathématique de nos moyens d'exploration des maladies de poitrine, le domaine de l'asthme idiopathique se restreint chaque jour. Ce qu'il y a de certain, c'est que dans les hôpitaux, les médecins ne voient presque jamais d'asthmes nerveux. S'ils observent des troubles respiratoires d'une nature insolite, ils finissent

(1) *Journal des Connaissances médicales* du docteur Caffe, et *Revue de thérapeutique*, mai et juin 1864.

généralement par en découvrir la cause dans des maladies plus ou moins larvées des organes de la respiration ou de la circulation centrale. Ce n'est donc pas dans ces établissements que les jeunes médecins peuvent étudier cette affection, réduite à la seule perturbation nerveuse, mais bien dans la clientèle privée ; encore est-elle très-rare.

Que cette maladie soit idiopathique ou symptomatique, elle n'en est pas moins une grande gène dans le cours de l'existence et le brevet de longue vie dont on gratifie à tort les asthmatiques est un triste cadeau. Ce qui est ordinaire dans la vie est pour eux une fatigue et la source de nouveaux accès d'oppression, tout travail actif leur est interdit, ils s'enrhument avec la plus grande facilité, et, chez eux, un rhume est une affection sérieuse. Enfin, généralement, cette maladie est réfractaire aux médications habituelles.

Pour ces raisons, rien de plus simple que les malades atteints de dyspnées asthmatiques viennent en foule chaque année au Mont Dore, où ils trouvent toujours un grand soulagement et quelquefois la guérison.

C'est au milieu de cette clinique si féconde dans ses variétés idiosyncrasiques, étiologiques et symptomatologiques, dont la démonstration se produit aussi bien sur le riche que sur le pauvre, que j'ai essayé de débrouiller ce cahos pathologique et de mettre de l'ordre dans les faits.

Pour ne pas trop m'éloigner des habitudes médicales ayant cours, j'ai cru devoir réduire à six chefs principaux les distinctions vagues et artificielles des anciens, et enfermer dans notre cadre certaines maladies organiques qui ont pour attributs spéciaux de produire des accès de dyspnée.

Maître de mon libre arbitre, je confesse que j'aurais été plus près de la vérité en ne faisant que deux espèces d'asthmes : l'une nerveuse, essentielle, l'autre bronchique ou catarrhale.

Dans la première, j'aurais fait rentrer certaines pathogénies dyspepsiques ou gastralgiques, bien convaincu que beaucoup d'asthmes, réputés essentiels, partent directement de l'estomac, organe dont les nerfs principaux émanent de la même origine que ceux du poumon, lesquels sont influencés alors par une action reflexe des nerfs gastriques.

A l'asthme brochique ou catarrhal, j'aurais rattaché comme complications l'emphysème, cause si commune de dyspnée, et même l'œdème qui la produit aussi dans certaines circonstances. J'aurais agi avec d'autant plus de raison, que je n'ai jamais vu au Mont-Dore ces deux altérations pathologiques sans bronchite préalable. Dans le corps de mon travail, j'explique pourquoi mon courage a faibli dans cette circonstance.

Quant à l'asthme cardiaque, j'en fais volontiers le sacrifice, l'oppression étant le plus ordinairement l'effet d'une maladie du cœur ou des vaisseaux de premier ordre. Cependant, un asthme nerveux peut être concomitant, et plus souvent un asthme bronchique ou emphysémateur : alors le pronostic est beaucoup plus fâcheux.

Dans tous les cas, nous considérons comme de bonne doctrine médicale et thérapeutique de tenir le plus grand compte des éléments diathésiques sur le développement et la marche de la maladie. Il est donc très-important de scruter avec soin l'organisme pour savoir s'il n'est pas entaché de scrofule, d'arthritis, d'herpétisme, etc.

Après cet exposé, j'allais dire cette critique de mon propre ouvrage, il est fort possible que, mieux assuré dans mes appréciations, je revienne un jour sur ce sujet si controversé, et que cet essai ne soit pas mon dernier mot. Tel qu'il est présenté actuellement, il n'en est pas moins essentiellement pratique et doit rendre le succès du traitement thermal plus certain. Si j'ai pu atteindre ce but, là était toute mon intention, et je serai satisfait.

                              Dr BOUDANT.

Mont-Dore, mai 1873.

DES

DIVERSES ESPÈCES D'ASTHMES

AUX

EAUX DU MONT-DORE

Il y a quelques années, en parlant dans la *Revue de thérapeutique* et le *Journal des Connaissances médicales* du docteur Caffe (1) de la médication thermale du Mont-Dore dans le traitement des bronchites chroniques à râles bullaires et à râles vibrants, nous disions que ces dernières, caractérisées par des roncus sonores, ronflants, sibilants, etc., avaient une corrélation intime entre l'asthme, l'emphysème ou l'œdème du poumon, et nous ajoutions que, même entachées de ces complications, les eaux produisaient toujours un soulagement notable et guérissaient quelquefois, surtout si les malades étaient persévérants dans

1 Mai 1863.

la médication et savaient se soumettre aux règles
d'une hygiène bien entendue.

C'est ce que nous nous proposons de démon-
trer aujourd'hui, après quelques considérations
préliminaires sur les diverses espèces d'asthmes,
expression vague employée généralement pour
désigner des accès d'oppression d'origine souvent
toute différente.

Cette maladie peut dériver, en effet, de deux
éléments, l'un nerveux, l'autre organique. Quelquefois, les pneumo-gastriques ou les plexus pulmonaires sont primitivement atteints, et la cause
morbide porte directement son influence sur l'innervation, sans lésion appréciable. Beaucoup plus
souvent, le trouble respiratoire dépend d'altérations organiques diverses, qui réagissent sur les
nerfs eux-mêmes; de là une confusion inhérente
à cette maladie et des différences manifestes dans
son appréciation pratique.

Cependant, avec la sûreté de nos moyens d'auscultation, contrôlés par des milliers d'autopsies,
comme il est généralement facile aujourd'hui de
remonter jusqu'à la source de la dyspnée, nous
considérons comme urgent, pour avoir une idée
exacte de la maladie dans son ensemble, de faire
connaître, aussitôt après le mot asthme, sa cause

prochaine, d'indiquer le siége et le caractère des lésions organiques qui existent le plus souvent, enfin d'en qualifier la nature.

D'après ce que nous observons chaque année au Mont-Dore, rendez vous d'un immense concours de malades réputés asthmatiques, analyse faite de tous les cas, nous sommes autorisés, au point de vue de l'étiologie organique, à rapporter à six chefs les diverses espèces d'asthmes des auteurs.

1° Asthme nerveux ou spasmodique; 2° asthme bronchique ou catarrhal; 3° asthme emphysémateux; 4° asthme œdémateux; 5° asthme cardiaque; 6° asthme gastrique ou dyspepsique.

L'obésité, la pléthore, l'anémie, la chlorose, l'urémie, l'hystérie et autres états particuliers de l'économie peuvent bien déterminer de la gêne dans le jeu de la respiration, aller même jusqu'à la suffocation, mais jamais des crises d'orthopnée analogues aux véritables accès d'asthme. Il en est de même de certaines altérations de tissus, ou productions hétéromorphes, tels que les goîtres et autres tumeurs des voies aériennes, les affections du larynx, les vomiques, l'hépatisation du poumon, les tubercules, les épanchements, les adhérences pleurétiques, etc. Ces altérations organiques, et beaucoup d'autres, sont bien des obstacles plus ou moins sérieux de l'hématose et peuvent produire de la dyspnée, mais non de véritables accès d'asthme.

La classification des six espèces d'asthmes que nous venons d'indiquer, couforme à l'observation clinique, nous semble bien préférable aux distinctions d'asthme sec et humide des anciens, de continu ou de période, d'idiopathique ou symptomatique, d'asthme des enfants, des vieillards; d'asthme pituiteux, suffocant, etc. Ces appréciations toutes artificielles et surannées ne sont plus admissibles avec la précision de diagnostic qu'est en droit d'exiger la médecine moderne dans la distinction des maladies de poitrine.

L'indication des causes prédisposantes, diathésiques et déterminantes, serait bien plus utile. Malheureusement, elles sont souvent inconnues ou difficiles à apprécier, et beaucoup d'entre elles échappent à l'influence de la thérapeutique thermale. Les états diathésiques seuls offrent une importance extrême, quelques eaux minérales ayant le privilége de calmer, et quelquefois de mettre à néant certaines manifestations rhumatismales, herpétiques, scrofuleuses, hémorrhoïdales, goutteuses, etc. Les eaux du Mont-Dore sont des plus

actives sous ce rapport, elles modifient avec avan-
tage ces cinq causes protéiques de tant de maladies, et s'adressent encore aux organes en souf-
france, ce qui est surtout remarquable dans
l'asthme catarrhal et emphysémateux.

1º L'asthme nerveux, essentiel, idiopathique est
fort rare au Mont-Dore; très-probablement, il en
est de même partout, puisque de bons observa-
teurs parmi les anciens, de grands praticiens d'une
époque encore récente, tels que Corvisart, Leroux,
L'Herminier, Ferrus, mettaient en doute son existence, et, parmi les modernes, pour M. Rostan,
depuis 1818, cette maladie purement nerveuse
serait une négation. M. Beau n'y croyait pas davantage. Ce savant médecin expliquait les crises
d'oppression par les retours d'un catarrhe inter-
mittent avec sécrétion et accumulation d'un mucus
épais dans les cellules et les capillaires bronchiques. M. Gendrin professe aussi, avec l'autorité
d'une immense pratique, la doctrine de l'obstruc-
tion catarrhale.

Ce qu'il y a de certain, c'est que, d'après mes
notes prises avec le plus grand soin au Mont Dore,
sur un dénombrement de 4,845 cas d'affections
asthmatiques, je n'ai pu en constater que 87 sur
lesquels il était impossible, pendant et après les

attaqués, de découvrir la moindre lésion organique ; j'ajoute aussitôt que ce n'est point une
raison absolue pour supposer qu'il n'existât pas
déjà un commencement de maladie organique du
côté de la respiration ou de la circulation. Nous
savons tous combien ces affections sont quelquefois difficiles à reconnaître à leur période initiale.
Pour être bien sûr de la réalité de l'asthme idiopathique, il faudrait observer un malade et le
suivre depuis le début de sa maladie jusqu'à sa
terminaison, et il serait indispensable qu'il suc-
combât à une mort violente, qu'elle fût, en un mot,
étrangère aux organes de l'innervation, de la respiration et de la circulation ; ce problème est
difficile à réaliser.

Chez plusieurs malades, cependant, j'ai pu constater des guérisons réelles, ou du moins la
cessation des accès depuis plus de dix ans ; pour
nous, l'asthme nerveux, essentiel, sans lésion
organique, bien qu'il soit la très-minime exception,
serait une maladie primitive dans certaines circonstances. Laënnec l'admettait aussi avec cette
restriction, et, si des doutes pouvaient encore
exister, ils seraient facilement dissipés par la lec-
ture de la *Monographie* de M. A. Lefèvre et les
savantes leçons cliniques faites il y a quelques

années à la Charité par M. le professeur Sée.

Si l'asthme nerveux est héréditaire, les eaux du Mont-Dore n'ont pas une action aussi avantageuse que sur d'autres espèces, à moins qu'il ne soit à l'état rudimentaire; mais s'il tient à une jetée rhumatogène sur les cordons et les plexus nerveux pulmonaires, les malades sont certains d'obtenir un dégagement manifeste, même après quelques jours de traitement; seulement, pour conjurer les retours des crises qui, sous l'influence des mêmes causes, ont souvent de la tendance à se reprodnire, il est urgent de ne point abandonner la médication thermale et de savoir s'y soumettre à des intervalles pas trop éloignés.

2° L'asthme bronchique, catarrhal, humide de quelques auteurs, est sans contredit le plus commun; dans la moitié des cas, il est à l'état simple, dégagé de toute autre affection organique et dépend seulement de l'irritation ou de l'inflammation chronique des bronches; dans ce cas, la guérison est plus facile à obtenir, surtout s'il n'est pas trop invétéré; dans l'autre moitié, il est lié le plus souvent à un emphysème et quelquefois à un œdème du poumon; heureusement que ces états morbides n'existent presque jamais sans catarrhes; les eaux ont moins de prise sur cet état complexe; cepen-

dant, en agissant plus directement sur le catarrhe,
elles décomposent la maladie, détruisent l'un de
ses éléments principaux, et, si l'emphysème ne se
résout pas toujours entièrement, il diminue sen-
siblement de même que la dyspnée habituelle.

L'asthme bronchique simple est ordinairement
le résultat de coryzas, de rhumes ou de bronchites
négligés; nous l'avons observé souvent chez des
sujets forts, vigoureux, exposés aux intempéries
de l'atmosphère, sur des militaires, des marins,
ou exerçant certaines professions dans lesquelles
les bronches ne peuvent qu'être irritées par le
contact de corpuscules pulvérulents, tels que chez
les meuniers, les minottiers, les filateurs, les
verriers, les polisseurs sur cristaux, etc. Nous
l'avons vu fréquemment aussi sur des enfants à la
suite de la coqueluche, chez des collégiens ou des
jeunes filles après les épidémies de rougeole, de
scarlatine et surtout de grippe.

Par le fait des congestions réitérées sur la muqueuse, cette membrane commence par s'épaissir
et reste plus ou moins boursouflée; les follicules
s'hypertrophient et le calibre des vésicules comme
des bronches se trouve rétréci. Il y a sécrétion
d'un mucus qui devient bientôt visqueux; la respiration est plus ou moins gênée, et si, par l'effet

des quintes de toux, l'expectoration ne peut évacuer les mucosités qui engouent les voies aériennes, alors la respiration devient haletante, et même un accès d'asthme peut en être la conséquence. Aussitôt les mucosités expectorées, l'hématose reprend son cours normal, et le soulagement arrive. Voilà pour les premiers accès. Mais, s'ils se renouvellent assez fréquemment, alors la vitalité de la muqueuse et des parois bronchiques va s'affaiblissant, et, au lieu d'être rétrécis comme dans la première période, les canaux se relâchent, se dilatent graduellement, surtout les vésicules, qui ne sont point soutenues par des cartilages et les fibrilles musculaires de Reissessein; de là l'emphysème, qui augmente en proportion de la quantité d'air ou de mucus consistant emprisonné dans leur intérieur et dont elles ne peuvent souvent se débarrasser que très-péniblement.

C'est dans cet asthme bronchique simple que la sonorité de la poitrine est moins marquée et qu'au début on entend d'abord un murmure respiratoire rude, des râles sonores, çà et là de la sibilance, quelquefois du râle sous-crépitant; plus tard, des râles muqueux ou bullaires viennent s'y joindre ou les remplacent; après les accès, les voies aériennes étant nettoyées, l'auscultation devient normale.

Nous n'insisterons pas davantage sur l'asthme catarrhal, parce que, l'année dernière, dans notre travail sur les bronchites à râles bullaires et à râles vibrants, nous avons suffisamment développé les rapports de ces maladies entre elles et démontré les bons effets des eaux dans ces affections souvent connexes.

3° et 4° Asthmes emphysémateux et œdémateux.

L'emphysème souvent, et quelquefois l'œdème du poumon, sont deux états morbides qui accompagnent et compliquent l'asthme dans beaucoup de circonstances, mais n'en sont que rarement des causes directes et peuvent parfaitement exister sans lui. C'est ce que l'on observe journellement. Par exemple, ils sont presque toujours concomitants de bronchite. La présence isolée ou simultanée de ces deux altérations organiques rend la respiration courte habituellement, sifflante par instants, et les malades sont essoufflés et haletants au moindre exercice.

Beaucoup d'emphysemateux sont très sujets aux refroidissements, à l'influence de certaines poussières, aux coryzas, aux rhumes, et la plus légère bronchite avec sécrétion de mucosités obstruant plus ou moins les bronches déterminent facilement chez eux de la dyspnée et même des accès d'asthme, surtout s'ils y sont préalablement disposés par une susceptibilité particulière de leur innervation, ce qui revient à dire, en d'autres termes, qu'avec de l'emphysème ou de l'œdème il n'y a pour ainsi dire jamais d'attaque d'asthme sans rhume ou bronchite préalables, à moins que, par exception, un asthme nerveux ne vienne se joindre à ces lésions.

Laënnec avait cru d'abord que l'emphysème, particulièrement, était la cause la plus ordinaire de l'asthme, auquel il est si souvent lié dans les conditions que nous venons d'indiquer; mais, revenu de sa première impression, ce grand observateur fut obligé d'en faire une maladie à part ayant ses caractères anatomiques et pathologiques définis, sa dyspnée spéciale et même sa toux particulière, celle du catarrhe sec; affection qui serait la principale cause des dilatations vésiculaires et qu'une fois remplie d'air et de mucosités visqueuses peuvent aller jusqu'à l'oppression la plus fatigante.

M. Louis considérait aussi l'emphysème comme un état pathologique, *sui generis*, mais primitif et pouvant produire à lui seul des accès d'asthme. Ce fait peut arriver, mais, comme nous l'avons dit il y a un instant, ce doit être le plus ordinairement un accès de dyspnée nerveuse, qui vient se mêler à l'emphysème. Appuyé de l'autorité de Laënnec,

de MM. Gendrin et Beau, nous avons dit aussi que
très généralement un rhume ou une bronchite
légères sont indispensables pour voir se déve-
lopper de semblables crises. Seulement, nous
croyons avec M. A. Lefebvre que l'innervation
troublée produit sur les bronches un spasme anssi
remarquable que dans la coqueluche ; autrement,
comment expliquer dans ce cas les accès, suite
d'impression morale, et pourquoi, dans les bronchites capillaires à marche continue et avec du
mucus épais, n'observe t-on pas de dyspnée asthmatique ?

D'après ce qui vient d'être exposé, nous ferons
remarquer qu'il y a eu hésitation de notre part, à
savoir si nous ferions deux espèces d'asthmes de
ces éléments morbides, emphysème et œdème, et
s'il ne valait pas mieux les comprendre dans
l'asthme catarrhal comme complications fréquen-
tes, la première surtout, puisque nous n'avons
jamais vu d'asthme emphysémateux ni œdémateux sans bronchite. Par considération pour l'autorité de M. Louis qui prétend le contraire et dont
l'assertion est acceptée par beaucoup de médecins,
nous faisons cette différence, bien qu'au fond elle
ait une certaine importance en thérapeutique thermale ; au surplus, nous nous sommes expliqué à

cet égard dans notre mémoire sur l'emphysème, publié en 1859.

5°. L'asthme cardiaque est le plus redouté de tous au Mont-Dore; la présence des maladies organiques du cœur et des gros vaisseaux en constitue la gravité principale; l'essoufflement habituel, qui existe à des degrés divers, ne doit être considéré comme asthmatique que dans les cas où la dyspnée se manifeste par accès.

Comme l'asthme nerveux primitif est très-rare, ce n'est que par exception qu'il précède l'état maladif des organes de la circulation centrale; presque toujours les accès de dyspnée sont alors le résultat de la pression et du refoulement du poumon et des bronches par les dilatations exagérées de l'aorte, du volume du cœur ou de son état graisseux.

Souvent, il arrive aussi qu'il existe en même temps un catarrhe chronique. Cette situation est plus fâcheuse encore, les troubles de la respiration se mêlant à ceux de la circulation à chaque attaque. L'asphyxie devient menaçante, et l'infiltration est un indice d'une terminaison fatale plus ou moins rapprochée.

Malgré cet état complexe si fâcheux, il ne se passe pas d'années sans que des malades nous arrivent dans l'intention de trouver près de nos thermes un soulagement qui leur a été impossible d'obtenir ailleurs. Généralement, nous sommes dans la plus grande défiance à leur égard, et notre premier soin est de les renvoyer. Leur résistance est quelquefois impossible à vaincre, et, en fin de compte, certains récalcitrants veulent essayer. Alors la prudence et la sollicitude du médecin sont sans cesse en éveil. Eh bien! je l'assure avec sincérité, j'ai vu dans quelques cas des améliorations extraordinaires ; mais pour cela, il faut que l'ensemble pathogénique soit dominé par un élément rhumatismal, herpétique ou hémorrhoïdal, et que les altérations matérielles ne soient point un obstacle trop prononcé au cours du sang.

Dans cette espèce d'asthme, point de bains entiers ou d'inhalations de vapeurs, seulement de l'eau en boisson, des pédiluves, quelques demi-bains ou des douches sur les membres inférieurs, s'il n'y a pas d'enflure, et la fréquentation de la salle d'eau pulvérisée, mêlée d'un quart de vapeur. Une petite saignée avant ou pendant le traitement est ordinairement un puissant auxiliaire.

J'ai vu, il y a quatre ans, avec M. Vernière, un malade de M. Bouillaud arriver mourant et s'en aller très-soulagé. Un autre, de M. Teissier, de

Lyon, encore plus oppressé et qui ne s'était pas couché depuis trois ans, se mettre au lit après le sixième jour et y dormir d'un sommeil réparateur, de manière à pouvoir attendre l'heure matinale de son traitement. J'ai soigné à quatre reprises différentes un malade de M. Robert Saint-Cyr, de Nevers, affecté d'une maladie grave du cœur, avec asthme spasmodique, et partir chaque fois satisfait.

J'en citerais bien d'autres, mais, je le répète, on ne saurait être trop circonspect, car, à côté de ces bienfaits des eaux, on voit aussi quelques cas malheureux, et des malades hâteraient l'heure fatale si les médecins n'offraient une résistance invincible. C'est avec la plus vive peine que j'ai vu partir désespéré, il y a dix ans, un de mes collègues de l'Ecole de médecine de Poitiers, qui, soulagé autrefois par le traitement du Mont Dore, exigeait encore des effets salutaires impossibles. J'en dirai autant d'un honorable médecin de la Touraine, qui, déçu dans ses espérances, taxait mon inertie de mauvais vouloir. Le savant et habile chirurgien Robert, si bien apprécié dans l'éloge de M. Verneuil, n'était pas plus sage; M. Richelot et moi, nous n'en obtenions pas toujours raison. Si je cite à dessein ces exemples

d'hommes de la science, on peut juger des diffi-
cultés pour la soumission des autres, aujourd'hui
que la liberté d'user et d'abuser des traitements
thermaux est permise sans contrôle.

D'après cet exposé, je ne connais, parmi les
maladies de poitrine, rien de plus difficile à traiter
au Mont-Dore que l'asthme cardiaque et les bronchites tuberculeuses avec hémoptysie, que je met-
trai sur le même rang. Je saisirai même cette
occasion pour engager mes confrères à n'envoyer
ces malades au Mont Dore que du 15 au 25 juin ou
dans les premiers jours d'août, afin d'éviter l'en-
combrement de juillet, les désagréments d'un trai
tement précipité, et surtout pour avoir plus facilement à leur disposition les soins empressés des
médecins.

6° L'asthme gastrique, dyspepsique mentionné
par quelques auteurs, a pour point de départ direct
l'estomac! Ce n'est que par une action reflexe de la
cause morbide sur cet organe que le retentisse-
ment se produit des nerfs gastriques sur les por-
tions pulmonaires des paires vagues de Winslow
et sur leurs anastomoses avec le grand sympa-
thique, et qu'il survient alors un trouble plus ou
moins manifeste dans les organes de la respira
tion. Ces crises n'ont point les caractères de l'a-

digestion ni de l'angine de poitrine, je tiens d'abord
à établir ce fait, mais bien ceux des accès d'asthme.

Cette variété est assez rare, puisque, sur 1,845
cas d'affections asthmatiques, je n'en ai observé
que cinq. Je ne fais pas le moindre doute que beaucoup d'asthmes réputés essentiels appartiennent à
cette catégorie.

La première observation concerne une malade
de M. Cruveilhier. Cette dame ne pouvait supporter
aucun fruit ni autres crudités sans éprouver un
accès d'asthme. Peu convaincue de la réalité du
fait, elle voulut bien, sur mes instances, manger
devant moi des fraises au dessert d'un dîner. Après
deux heures de quelques malaises respiratoires
préalables, je pus constater un accès d'asthme
bien conditionné. Ce n'était point une indigestion,
je le répète, il n'y avait pas de pesanteur d'estomac, ni nausées, ni envie de vomir, seulement une
dyspnée avec spasme de la respiration.

Le second était un jeune homme de vingt-quatre
ans qui, après avoir pris deux glaces au Palais-
Royal en 1860, eut une crise de dyspnée qui, mé-
connue d'abord dans sa nature, laissa de la gêne
dans la respiration pendant une quinzaine de
jours. A six semaines de distance, remis et bien
portant, sous l'influence de pareille cause, mêmes

accidents. Cette fois, une bronchite légère avec un
peu d'emphysème en fut le résultat, et M. Fleury,
de Clermont, envoya le malade au Mont-Dore.
Soigné pendant deux saisons, ce jeune homme est
parfaitement guéri, à la condition de se priver de
boissons glacées. Souffrant depuis des suites d'un
rhumatisme polyarticulaire, il y a quelques années,
je l'ai revu et soigné de nouveau; il est très-bien
remis aujourd'hui.

Le troisième est un malade fort et vigoureux,
malgré ses cinquante-deux ans, envoyé par
MM. Gendrin et Bouillaud. Les digestions lentes,
sans être pénibles, exigent un long intervalle entre
chaque repas, sous peine d'accès fatigants d'orthopnée. Dès la première nuit de son arrivée, je
crus qu'il allait succomber, parce qu'ayant mangé
au dernier relais du Mont-Dore, il avait dîné trois
ou quatre heures après. Je le trouvai assis sur son
lit, haletant couvert de sueur, le tronc courbé en
avant, avec des palpitations violentes, mais sans
bruits anormaux dénotant une maladie du cœur.
Le malade seul, bien que très-souffrant, n'était
pas inquiet, ayant éprouvé d'autres crises de ce
genre par la même cause. Du thé éthéré et un
pédiluve sinapisé firent cesser cette plénitude
d'estomac, cet embarras digestif que j'ai constaté

une seconde fois dans le cours du trait. ment, pour
avoir bu de la bière d'une manière inopportune,
par un temps chaud, quelques heures après le
déjeuner.

Inutile d'insister davantage; disons seulement
que des deux derniers malades, l'un fonctionnaire
d'un ordre elevé et ayant de nombreuses relations,
attribuait ses accès d'oppression non pas à des
écarts de régime, mais à de simples changements
d'heure dans les repas et à quelques préparations
culinaires, à celles du petit-four particulièrement.

L'autre, qui était une dame de Châlons, avait
une dyspepsie ancienne. Par l'effet de cette maladie, les digestions étaient capricieuses souvent et
rebelles par instants à l'alimentation la plus légère
et la plus simple. A la vérité, il existait de l'ar-
thritisme chez cette personne très-impressionna-
ble, d'ailleurs, et les influences atmosphériques
n'étaient point étrangères aux digestions pénibles,
causes des crises d'asthme.

Chez ces cinq malades, la région épigastrique
normalement plus sensible que toute autre partie
du corps, était plus ou moins douloureuse au tou-
cher; cependant, la langue n'annonçait aucune
affection gastrique manifeste.

Je me suis demandé quelquefois, eu égard au

siége, au point de départ des accidents, si, dans
ces cas, les eaux alcalines simples, n'éussent pas
aussi bien convenu que celles arsénifères du Mont-
Dore, dont les effets se font spécialement sentir
sur les organes de la respiration et sur les muqueuses, dont l'épithélium est à cils vibratiles,
tandis que celles de Vichy, par exemple, agissent
de préférence sur les organes digestifs et sur les
muqueuses à épithélium cylindrique simple ou
avec villosités. C'est de cette manière que je me
rends compte des bons effets de l'eau du puits
Chomel, quand les malaises gastriques sont accom-
pagnés de quelque difficulté dans la respiration;
quoi qu'il en soit, nos malades se sont très-bien
trouvés de la médication du Mont-Dore.

CONCLUSIONS

D'après l'exposé ci-dessus :

1° Les eaux du Mont-Dore sont très-utiles dans l'asthme nerveux, s'il est soumis à leur influence dès son origine, ou s'il tient à un état arthritique, herpétique ou hémorrhoïdal ;

2° Elles sont très-avantageuses dans l'asthme bronchique ou catarrhal ;

3° Tous les emphysémateux sont extrêmement soulagés par ce traitement, et quelques-uns guérissent, surtout s'ils sont jeunes et la maladie récente ;

4° La résorption de l'œdème est beaucoup plus difficile à obtenir, rarement l'infiltration pulmonaire disparaît entièrement ; mais, les globules du sang ayant été vivifiés par ce traitement, les malades se trouvent fortifiés et peuvent résister plus longtemps ;

5° L'asthme cardiaque est très-variable dans ses résultats thérapeutiques, son traitement réclame une grande habitude et une prudence continue. Avec des précautions bien entendues, il ne survient aucun accident, et beaucoup de malades partent très-soulagés. Si quelques-uns guérissent, c'est que la dyspnée se trouve sous l'influence d'une diathèse;

6° Enfin, l'asthme dyspepsique guérit le plus souvent; mais, après le traitement, il est urgent d'éviter les causes qui peuvent renouveler les accidents.

Clermont-Ferrand, imprimerie Boucard.

www.ingramcontent.com/pod-product-compliance
Lightning Source LLC
Chambersburg PA
CBHW070754210326
41520CB00016B/4687